VRAAG MAAR RAAK OVER AUTISME

125 vragen & antwoorden

MEVROUW SPECTRUM

Colofon

Auteur:	MevrouwSpectrum
Vormgeving:	DesignDrops
Lay-out:	DesignDrops
Contact:	info@mevrouwspectrum.nl
Druk:	Editie 1
Datum:	Januari 2023

Copyright © 2023 MevrouwSpectrum

De informatie uit dit boek mag gebruikt worden om anderen mondeling te inspireren, te informeren en verder te helpen.
Wanneer informatie wordt verveelvoudigd of openbaar wordt gemaakt, bijvoorbeeld middels internet, fotokopieën of opnamen, dan dient vooraf toestemming gevraagd te worden bij MevrouwSpectrum.
Bij voorbaat hartelijk dank.

"*Waarom erbij horen als je geboren bent om op te vallen*"

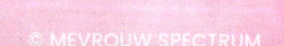

INHOUD

1. Inleiding — 6
2. Algemeen — 8
3. Autisme bij vrouwen — 14
4. Diagnostiek — 17
5. Erfelijkheid — 20
6. Comorbiditeit — 21
7. Symptomen — 26
8. Oorzaken — 30
9. Therapie & hulpmiddelen — 32
10. Werk — 37
11. School & Studie — 41
12. Medicatie — 43
13. Voeding — 46
14. Overige vragen — 47
15. Nawoord — 55

1 INLEIDING

Allereerst: wat leuk dat je dit boek hebt aangeschaft. Je geeft daarmee in ieder geval een belangrijk signaal af dat je autisme serieus neemt en mogelijk met de informatie jezelf of anderen wil gaan helpen. Vandaag de dag bestaan jammer genoeg nog steeds veel vooroordelen en fabels over autisme. Tijd om daar verandering in te brengen. Hopelijk draagt dit boek bij aan het schetsen van een realistischer beeld over autisme en geeft het herkenning, erkenning en inspiratie aan mensen met en zonder autisme.

Wat vind je in dit boek?

In dit boek vind je onder meer:
- veel informatie terug;
- 126 verschillende vragen en antwoorden over autisme;
- wat het betekent om autisme te hebben;
- tips hoe je mensen met autisme kunt helpen;
- en vele interessante 'wist je datjes'.

Wist je namelijk dat...

Wist je dat vandaag de dag nog veel mensen in Nederland rondlopen met een autismespectrumstoornis, maar dit zelf nog niet weten? Vaak gaat het om mensen met een normale tot hoge intelligentie. Even een voorbeeld: twee broers uit hetzelfde gezin zijn gediagnosticeerd met autisme. De zus is niet gediagnosticeerd, maar is gewoon wat verlegen en onzeker van aard. Ze groeit op zonder te weten dat zij ook autisme heeft. Pas wanneer zij een kind krijgt die gediagnosticeerd wordt met autisme, komt de zus erachter dat zij óók autisme heeft. De puzzelstukjes vallen op zijn plaats. De vrouw weet pas op dat moment waar het gevoel van het 'anders zijn' vandaan komt. Maar hoe uit het zich dan?

Hoe kan het dat de broers al sinds hun kindertijd gediagnosticeerd zijn met de stoornis en de vrouw pas rond haar 30e? Dit komt doordat autisme in vele gradaties voorkomt. Met het blote oog is aan de buitenkant niet te zien of iemand wel of geen autisme heeft. De één kan autisme hebben en is een echte binnenvetter en veelal op de achtergrond aanwezig. Een ander is juist spraakzaam, maar praat meer tegen iemand, in plaats van mét iemand.

Pas wanneer je weet dat je autisme hebt, kun je het in je voordeel gebruiken. Want voordelen die zijn er zeker! Mensen met autisme zijn zeer oprecht, goed in het bedenken van oplossingen en zijn echte out-of-the-box-denkers. Ze kunnen erg veel kennis in huis hebben over een specifiek onderwerp en hebben vaak een goed gevoel voor humor.

Ik hoop dat dit boek tot meer herkenning en acceptatie leidt en een opening is tot mooie gesprekken over autisme.

Hartelijke groet,

MevrouwSpectrum
info@mevrouwspectrum.nl

② ALGEMEEN

① Wat is autisme?

Autisme is een verzamelnaam voor gedragskenmerken die problemen kunnen geven in de sociale interactie, communicatie, flexibiliteit in denken en in het handelen en het verwerken van informatie. De stoornis kan per persoon op verschillende manieren tot uiting komen en het komt geregeld voor dat de stoornis pas op latere leeftijd wordt ontdekt.

② Waarom bestaan namen zoals Asperger, PDD-NOS en klassiek autisme niet meer?

Sinds de komst van de DSM-V spreken we niet meer van verschillende vormen van autisme, maar van een autismespectrumstoornis (ASS). Wel wordt er nog onderscheid gemaakt in de mate van de ernst van de beperking, namelijk door middel van de woorden licht, matig en ernstig.

③ Hoe vaak komt autisme in Nederland voor?

Ongeveer 1% van de Nederlandse bevolking heeft autisme.

④ Wat is de man-vrouw verhouding bij autisme?

Wetenschappers gaan er vanuit dat de man-vrouw verhouding 4 op 1 is. Dit betekent dat autisme vier keer zo vaak bij mannen voorkomt als bij vrouwen. Als we kijken naar de Nederlandse bevolking, die momenteel 17,9 miljoen (2023) inwoners telt, dan kunnen we grofweg zeggen dat zo'n 179.000 mensen in het spectrum vallen. Dit zijn zo'n 134.250 mannen en 44.750 vrouwen.

Wist je dat... zo'n 179.000 mensen in Nederland autisme hebben?

Wist je dat...
De man-vrouw verhouding ongeveer 4:1 is

5 Wat zijn de gradaties bij autisme?

Een autismespectrumstoornis kan in verschillende gradaties van ernst voorkomen namelijk in een lichte, matige of ernstige vorm. Hierbij is bepalend in hoeverre iemand met autisme problemen ervaart in het dagelijks leven. Wanneer iemand met enkele aanpassingen en ondersteuning, zoals met therapie of coaching, kan functioneren in de maatschappij dan wordt dit een milde vorm van autisme genoemd. Wanneer iemand dagelijks hulp nodig heeft en zelfstandig weinig dingen kan ondernemen, spreken we van een zware vorm van autisme.

6 Is autisme een epidemie aan het worden?

Dit is geen gekke vraag aangezien het aantal diagnoses de afgelopen twintig jaar is toegenomen. De stijging wordt voornamelijk toegeschreven aan de toegenomen kennis over autisme in de diagnostische criteria. Er is nu bijvoorbeeld meer kennis over autisme bij vrouwen. De criteria voor het diagnosticeren van autisme zijn namelijk sinds 2013 verbreedt, maar het is nog onduidelijk of deze verbreding tot (veel) meer diagnoses heeft geleid.

7 Welke voordelen hebben mensen met autisme?

Mensen met autisme kunnen heel goed zelfstandig opdrachten uitvoeren. Het zijn vaak goede werknemers. Hoewel ze initiatief nemen vaak lastig vinden, kunnen ze echter wel heel goed bevelen opvolgen. Daarnaast zijn mensen met autisme zeer loyaal, eerlijk en houden ze zich aan hun woord. Je kunt ze altijd vertrouwen en op hun bouwen.
De omstandigheden voor mensen met autisme zijn gunstig wanneer ze zich op hun gemak voelen en weinig prikkels ervaren. Dan kunnen zij zeer goed tot hun recht komen.

8. Welke ondersteuning kunnen mensen met autisme krijgen?

Mensen met autisme kunnen behoefte hebben aan hulp of zorg. Hieronder volgen diverse mogelijkheden waaruit ze kunnen kiezen:
- psychologische behandeling in de GGZ;
- coaching voor alledaagse uitdagingen en stress;
- begeleiding in het dagelijks leven (zelfstandig wonen met begeleiding op afspraak);
- beschermd wonen (tijdelijke woonplek met begeleiding);
- GGZ Wonen (blijvende woonplek met intensieve psychische begeleiding).

9. Hoe ziet de toekomst eruit voor mensen met autisme?

Sommige mensen met autisme weten zich goed te redden, maar anderen hebben als volwassene (blijvend) begeleiding en hulp nodig. Er zijn studies die aantonen dat slechts 10% van de volwassenen met autisme een baan heeft en 5% in zijn of haar leven trouwt. Deze studies zijn voornamelijk gebaseerd op mensen met een ernstige vorm van autisme. Studies die ook de mensen met een lichtere vorm van autisme hebben meegenomen in het onderzoek laten gunstigere resultaten zien. Een voorbeeld is het onderzoek van de NAR uit 2020. Dit onderzoek geeft aan dat minimaal 44% van de mannen en 30% van de vrouwen minimaal 16 uur per week in loondienst zijn of als zzp'er werken. Ook zijn er veel succesverhalen van mensen met een autismespectrumstoornis die het ver in het leven geschopt hebben. Scan onderstaande QR-code bijvoorbeeld eens. Op deze pagina kun je diverse succesverhalen van bekende vrouwen met autisme lezen.

10. Welke ontwikkelingsstoornissen zijn er naast autisme nog meer?

Bij ontwikkelingsstoornissen gaat het om problemen in de ontwikkeling waarbij hersenafwijkingen een belangrijke rol spelen. Belangrijke stoornissen die hier ook onder vallen, zijn dyslexie, ADHD, ticstoornissen en een verstandelijke beperking.

Wat zijn veel voorkomende mythes over autisme?
Veelvoorkomende mythes over autisme zijn:

autisme is een epidemie

autisme is een ziekte

autisme wordt veroorzaakt door slecht ouderschap

alleen mannen hebben autisme

autisme kan worden genezen

mensen met autisme zijn eenzaam en asociaal

mensen met autisme hebben leerproblemen

mensen met autisme hebben een bijzonder talent

autisme is een kinderziekte

autisme wordt veroorzaakt door vaccins

Nieuwsgierig naar meer? Scan de QR-code en lees meer over de 10 meest hardnekkige fabels.

Wist je dat...
Men vroeger dacht dat autisme veroorzaakt werd door slecht ouderschap?

12. Is autisme te genezen?

Nee, autisme is niet te genezen. Het is een blijvende stoornis. Therapie, coaching en in sommige gevallen medicatie, kunnen ervoor zorgen dat iemand veel beter met zijn of haar beperkingen kan omgaan. De therapie is vooral gericht op het verminderen van de problemen die gerelateerd zijn aan autisme. Het vroeg inzetten van behandeling of coaching is wenselijk, omdat iemand dan later minder last heeft van gedragsproblemen.

13. Hoe accepteer ik mijn diagnose autisme?

Er zijn verschillende manieren die ervoor kunnen zorgen dat je de diagnose autisme gaat accepteren. Alleen al het nadenken over de diagnose blijkt te helpen. Hierbij gaan mensen moeilijke situaties uit het verleden opnieuw overdenken en herinterpreteren, maar nu met de wetenschap dat zij autisme hebben. Mensen begrijpen hierdoor beter waarom dingen op een bepaalde manier zijn gelopen. Daarnaast kan het voor het acceptatieproces belangrijk zijn om steun te krijgen vanuit de omgeving. Ga bijvoorbeeld met iemand in gesprek die je vertrouwt en bespreek hoe je het diagnostische traject beleeft. Ook lotgenotencontact kan een positieve invloed hebben op het accepteren van de diagnose. Voornamelijk vrouwen geven aan hier behoefte aan te hebben. Ten slotte geven veel mensen aan dat het lezen van informatieboeken, ervaringsverhalen en zelfhulpboeken over autisme en psycho-educatie helpt bij het acceptatieproces.

Wist je dat...
De Verenigde Naties 2 april hebben uitgeroepen tot Wereld Autisme Dag

Waarom is acceptatie van autisme belangrijk?

Het accepteren van de diagnose betekent niet dat je geen verdriet meer mag ervaren. Het gaat erom dat je de verdrietige, en een hoop andere, gevoelens accepteert. Het is een erkenning dat dingen er anders uit zullen zien vanwege de diagnose, maar ook een besef dat 'anders' zijn niet ondergeschikt is aan 'normaal' zijn. Anders zijn is belangrijk en waardevol en kan zijn eigen charme hebben.

Uiteindelijk is het doel dat acceptatie meer rust geeft. Dit betekent echter niet dat de zelfontwikkeling stopt en alle problemen en gebreken toegeschreven kunnen worden aan autisme. Je kunt jezelf altijd nog blijven ontwikkelen; bijvoorbeeld op het gebied van sociale communicatie.

 Wat zijn hardnekkige vooroordelen over autisme?

Vaak hebben mensen een bepaald beeld bij mensen met autisme. Helaas komt dit beeld vaak niet overeen met de werkelijkheid. Bekijk hieronder enkele vooroordelen over autisme:

Mensen met autisme hebben geen gevoel

Mensen met autisme zijn niet sociaal

Mensen met autisme zijn verstandelijk beperkt

Je ziet aan de buitenkant of iemand autisme heeft

Mensen met autisme kunnen het best ICT'er worden

Autisme is een kinderstoornis

3 AUTISME BIJ VROUWEN

16 Hoe herken je autisme bij vrouwen?

Autisme uit zich bij vrouwen vaak anders dan bij mannen. Zij hebben vaker strategieën aangeleerd om hun sociale en communicatieve beperkingen te compenseren. Dit maskeert symptomen van autisme, maar zorgt er ook voor dat sociaal contact hen snel uitput waardoor zij vaak vermoeid zijn. Daarnaast zijn vrouwen over het algemeen meer verlegen, hebben last van zwart-witdenken en hebben vaak een zeer sterke interesse in een bepaald onderwerp.
Ook komen psychische klachten vaak voor, zoals sociale angst en depressie. Anderzijds kunnen deze klachten juist ook weer kenmerken van autisme overschaduwen waardoor het lastig blijft om autisme bij vrouwen te herkennen en te diagnosticeren.

17 Waarom worden vrouwen met autisme vaak later in hun leven gediagnosticeerd met autisme dan mannen?

Vrouwen zijn meer geneigd om sociaal wenselijk gedrag te vertonen. Hierdoor weten zij beter wanneer ze bepaald gedrag juist wel of niet kunnen of moeten vertonen. Diverse strategieën die zij tijdens hun levensjaren hebben aangeleerd zorgen ervoor dat autisme bij vrouwen minder snel opvalt en dus ook minder snel gediagnosticeerd wordt.

18 Waarom zijn er minder vrouwen dan mannen gediagnosticeerd met autisme?

Autisme wordt vaker bij vrouwen dan bij mannen over het hoofd gezien. Dit komt omdat vrouwen vaardiger zijn in het verbergen van de kenmerken van autisme. Door andere mensen te observeren weten ze beter welk gedrag gepast is in sociale situaties. Dit gedrag kopiëren ze waardoor autisme vaak niet herkend wordt door de omgeving. Daarnaast wordt bij vrouwen meer verwacht dat zij zich sociaal opstellen. Het gevolg hiervan is dat zij gedurende de jaren meer sociale vaardigheden ontwikkelen dan mannen.

19. Waarom vertonen vrouwen met autisme minder 'autistisch' gedrag?

Meisjes en vrouwen met autisme trekken zich minder terug in sociaal contact, zijn sociaal vaardiger en hun fascinaties wijken minder af dan die van mannen. Hierdoor komt hun gedrag minder 'autistisch' over.

Wist je dat...
In Nederland ongeveer 44.750 vrouwen autisme hebben?

20. Wat wordt er bedoelt met het camoufleren van symptomen?

Het bestuderen en vervolgens imiteren van sociaal gedrag van anderen is een veelvoorkomende vorm van camouflage. Vooral vrouwen met autisme kunnen hier zeer goed in worden of zijn. Zij voelen zich vaak anders dan anderen en door hun gedrag aan te passen aan de maatschappelijke verwachtingen vallen zij minder op (camouflage). De benaming komt vaker terug bij vrouwen met autisme aangezien zij meer druk ervaren om sociaal vaardig te zijn.

21. Ervaren vrouwen met een lichte vorm van autisme meer klachten in het dagelijks leven?

Uit de praktijk blijkt dat vrouwen met autisme vaker tegen problemen aanlopen dan mannen. Vermoeidheid en stress zijn de voornaamste klachten. Van vrouwen wordt verwacht dat zij verschillende zorgtaken op zich nemen, zoals het koken, boodschappen doen en het huishouden. Veel vrouwen werken daarnaast nog. Als deze overbelasting lang voortduurt dan ligt overspannenheid of een burn-out op de loer.

22. Welke stoornissen komen naast autisme vaak voor bij vrouwen met autisme?

Veel vrouwen met autisme hebben last van een angststoornis of depressie. De problemen waar zij tegenaan lopen richten zich vaak meer naar binnen toe. Dit houdt in dat zij problemen meer opkroppen en voor zichzelf houden.

Hoe kun je het beste omgaan met vrouwen met autisme?

Ieder persoon met autisme is verschillend. Probeer te achterhalen wat de behoeften en de sterke en minder sterke kanten van iemand zijn. Ontdek wat een prettige manier van communicatie is, probeer (bepaalde) prikkels van buitenaf te minimaliseren en neem taken ook weer niet te snel uit handen. Het laatste kan juist leiden tot onzekerheid en een verminderde zelfredzaamheid.

Wist je dat...
Veel vrouwen met autisme erg goed hun symptomen van autisme kunnen verhullen

Scan de QR-code voor meer info over autisme bij vrouwen

4 DIAGNOSTIEK

24 Hoe wordt de diagnose autisme gesteld?

Aan de hand van bepaalde gedragskenmerken wordt de diagnose gesteld. Hierbij wordt gebruikgemaakt van het diagnostisch handboek (DSM-V). In dit handboek staan twee domeinen, namelijk domein A en domein B. Domein A bevat drie kenmerken en domein B vier. Wanneer iemand voldoet aan alle kenmerken uit domein A en twee van de vier kenmerken uit domein B dan wordt de diagnose gesteld. Het stellen van een diagnose wordt meestal gedaan door een psychiater of een GGZ-psycholoog. Scan de QR-code om te zien welke kenmerken onder domein A en B vallen.

25 Waarom is een vroege diagnose belangrijk?

Een vroege diagnostiek is belangrijk, omdat dan snel met een behandeling kan worden gestart. In de kinder- en jeugdjaren zijn de hersenen nog flexibel en kunnen er snel nieuwe verbindingen worden gelegd. De behandeling is hierdoor effectiever. Kinderen kunnen al vroeg in het leven vaardigheden ontwikkelen en zo kunnen gedragsproblemen worden voorkomen.

26 Kan een bloed- of urinetest autisme vaststellen?

Autisme kan (nog) niet door middel van een lichamelijk onderzoek, zoals een bloedonderzoek, urinetest of hersenscan worden vastgesteld. Of dit ooit mogelijk is, blijft de vraag. Onderzoekers geven in ieder geval de hoop niet op. Zij blijven zoeken naar lichamelijke indicatoren die autisme kunnen vaststellen.

27 Wat zijn screeningsinstrumenten?

Screeningsinstrumenten worden gebruik om erachter te komen waar iemand last van heeft. Daarnaast onderzoeken ze of er daadwerkelijk sprake is van een psychiatrische aandoening. De instrumenten of tests mogen alleen als aanvulling worden gebruikt tijdens het diagnosticeren van autisme. Ze kunnen niet een vervanging zijn van het diagnostisch onderzoek.

28. Wat zijn veel gebruikelijke screeningsinstrumenten bij autisme?

Overzicht van instrumenten bij volwassenen

Symptomatisch herstel	- Symptom Checklist 90 (SCL-90) - Brief Symptom Inventory (BSI) - Symptom Questionnaire-48 (SQ-48)
Functioneel herstel	- Health of the Nation Outcome Scales-12 (HONOS-12). Er bestaan ook varianten voor ouderen 65+ en jongeren - WHO Disability Assessment Schedule 2.0 (WHODAS-2)
Kwaliteit van leven	- EuroQol 5D (EQ-5D)

29. Wat is de AQ-test?

Het Autisme Spectrum Quotiënt (AQ) is een vragenlijst die wordt gebruikt om kenmerken van autisme te meten bij volwassenen met een IQ van 80 of hoger. De test geeft een indicatie over de vraag of iemand in het spectrum valt. De vragen gaan onder andere over sociale interactie, interesses, repetitiviteit, oog voor detail, empathisch vermogen en verbeeldingskracht. Scan de QR-code om de test te maken.

Wist je dat...
Tussen het eerste vermoeden van autisme en de diagnose gemiddeld 3,3 jaar zit?

30. Wat gebeurt er nadat de diagnose autisme is gesteld?

Vlak na de diagnose hebben mensen vaak tijd nodig om het nieuws te verwerken. Heb hiervoor geduld en gun jezelf de tijd. Het is niet niks als jij zelf, je kind of een naaste de diagnose autisme krijgt. Sommige mensen ervaren het als een soort rouwproces.
Na het vaststellen van de diagnose wordt vaak psycho-educatie aangeboden. Bij deze vorm van therapie wordt informatie over autisme gegeven en worden handvaten toegereikt. Daarnaast leer je om de diagnose te accepteren. Nadat (deels) acceptatie is ontstaan, kun je meer informatie opdoen door bijvoorbeeld boeken te lezen of lezingen en cursussen te volgen.
Wanneer iemand zelf is gediagnosticeerd met autisme dan is het mogelijk om begeleiding te krijgen bij alledaagse activiteiten of kan er een (psychologische) behandeling worden gestart.

31 **Waarom is vaak een multidisciplinair team betrokken bij het diagnosticeren van autisme?**

Diagnostiek naar autisme wordt vaak door een gespecialiseerd multidisciplinair team uitgevoerd. Een multidisciplinair team bestaat uit diverse mensen die elk gespecialiseerd zijn in een bepaald vakgebied of onderwerp.

Wist je dat...
Vrouwen vaak pas later in hun leven gediagnosticeerd worden met autisme dan mannen

5 ERFELIJKHEID

32 Is autisme erfelijk?

Wanneer een ouder autisme heeft dan is de kans dat hun kind ook autisme heeft zo'n 17,5%. Wanneer twee mensen uit een gezin gediagnosticeerd zijn met autisme dan is de kans dat een volgend kind het krijgt zelfs 40%. Zit de aandoening niet in de familie? Dan is de kans op autisme bij een nakomeling ongeveer 1%.

33 Wanneer één kind in het gezin al autisme heeft hoe groot is de kans dat een volgend kind ook autisme heeft?

Wanneer een oudere zus met autisme een broertje erbij krijgt dan is het risico dat het broertje ook autisme heeft 17%. Krijgt de zus nu een zusje erbij dan is de kans 7,6%.

Wanneer een oudere broer met autisme een broertje erbij krijgt dan is het risico dat het broertje ook autisme heeft 13%. Krijgt de broer nu een zusje erbij dan is de kans 4%.

Wist je dat...
Wanneer een ouder autisme heeft de kans dat hun kind ook autisme heeft zo'n 17,5% is

6 COMORBIDITEIT

Welke andere psychische stoornissen komen vaak voor bij autisme?

De drie meest voorkomende stoornissen zijn depressie, angst en ADHD. Daarnaast komen ook vaak dwangstoornissen en persoonlijkheidsstoornissen voor.

35 Welke misdiagnoses krijgen vrouwen met autisme vaak in hun leven?

Veel vrouwen die laat in hun leven gediagnosticeerd zijn met autisme zijn in het verleden gediagnosticeerd met een andere stoornis terwijl autisme eigenlijk de oorzaak was van het gedrag. De diagnoses die vrouwen bijvoorbeeld kregen, zijn ADHD, een angststoornis, een eetstoornis en een persoonlijkheidsstoornis.

Hebben mensen met autisme vaker last van andere ziekten?

Epilepsie, migraine, allergie en maag- en darmklachten komen vaker voor bij mensen met autisme. Ook sommige psychische stoornissen zie je vaker terug bij mensen met autisme dan bij mensen zonder autisme. Deze stoornissen zijn onder ander een depressie, ADHD en angststoornissen.

Waarom ervaren mensen met autisme meestal meer lichamelijke klachten?

Dit kan voortkomen uit het feit dat mensen met autisme soms een andere pijnbeleving hebben dan mensen zonder autisme. De pijngrens van een bepaalde pijnprikkel kan bijvoorbeeld erg hoog zijn, terwijl deze voor een persoon zonder autisme erg laag is. Iemand met autisme kan dus snel pijn ervaren. Daarnaast ervaren mensen met autisme meer stressklachten die vaak gepaard gaan met lichamelijke klachten.

38. Waarom komen slaapproblemen veel voor bij mensen met autisme?

Mensen met autisme hebben vaak moeite met inslapen, doorslapen of vroeg wakker worden. Dit wordt meestal veroorzaakt door angst- en stressklachten, een verhoogde gevoeligheid voor omgevingsprikkels zoals geluid, licht of geuren en een trage informatieverwerking. Een andere oorzaak kan een verlate melatonineproductie zijn. Wil je weten of jij slaapproblemen hebt? Scan de QR-code en doe de zelftest.

39. Waarom komen eetproblemen vaak bij autisme voor?

Eten is eigenlijk niet zo gemakkelijk als je denkt. Het gaat gepaard met motorische vaardigheden en veel prikkels. Dit kan erg lastig zijn voor mensen met autisme. Je ziet vaak selectief eetgedrag, waarbij ze slechts een beperkt aantal voedingsmiddelen eten. Vaak zijn dit voedingsmiddelen met zachte structuren die weinig geluid in de mond produceren. Ook de mate van vloeibaarheid kan invloed hebben op het eetgedrag. Uiteindelijk kan het eetgedrag ervoor zorgen dat iemand te weinig, te veel of te eenzijdig eet. Het gevolg hiervan is dat onder- of overgewicht kan ontstaan of een tekort aan essentiële voedingsstoffen. Daarnaast kunnen ook eerdere negatieve ervaringen met eten en rigiditeit eetproblemen veroorzaken.

Wist je dat...
47% van de volwassenen met autisme nog een andere psychische stoornis heeft

40. Welke eetstoornis komt het meest voor bij autisme?

Anorexia nervosa wordt het meeste geassocieerd met autisme. Naar schatting heeft namelijk 25% van de mensen met anorexia ook een autismespectrumstoornis. De relatief nieuwe eetstoornis ARFID komt ook vaak voor. Naar schatting heeft 12,5 tot 33% van de mensen met autisme deze eetstoornis.
Boulimia komt volgens onderzoek minder vaak voor omdat mensen met autisme vaak een afkeer hebben tegen braken.

Wat is ARFID?

ARFID is een relatief nieuwe eetstoornis, maar is eigenlijk al sinds 2013 opgenomen in de vijfde versie van het psychiatrisch handboek. Naar schatting heeft 12,5 tot 33% van de mensen met autisme ook ARFID. De eetstoornis kan niet zozeer vergeleken worden met eetstoornissen zoals anorexia of boulimia, omdat mensen met ARFID niet zo zeer gefixeerd zijn op hun gewicht. Ze zijn erg selectief in hun eetgedrag wat uiteindelijk kan leiden tot ondergewicht, ondervoeding of soms overgewicht.

 Wat voor prikkels veroorzaken eetproblemen?

Eten en drinken kunnen voor veel prikkels zorgen. Denk bijvoorbeeld aan eetgeluiden en de vele geuren en smaken. Mensen kunnen onder- of overgevoelig zijn voor (eet)prikkels wat ervoor kan zorgen dat iemand vergeet te eten, niet eet, te weinig eet of juist te veel eet.
Mindfulness kan een manier zijn om beter met prikkels om te gaan, in dit geval met 'eetprikkels'. Bij mindfulness richt je je aandacht op het eten en sta je stil bij wat je ziet, voelt, ruikt, hoort en proeft. Door met aandacht te eten kunnen mensen met autisme bewuster worden van de signalen die het lichaam afgeeft. Hierdoor voel je beter aan of je vol zit of nog écht honger hebt.

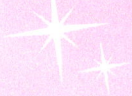
Wist je dat... 1 op de 4 mensen met anorexia autisme heeft

 Hoe vaak gaat autisme samen met een verstandelijke beperking?

Tot voor kort dachten onderzoekers dat zo'n 75% van de mensen met autisme ook een verstandelijke beperking heeft. Recente studies lijken echter aan te geven dat de groep met autisme, maar zonder een verstandelijke beperking waarschijnlijk groter is dan men dacht. Precieze cijfers zijn niet bekend. Wel is het zo dat hoe ernstiger de ontwikkelingsachterstand, hoe groter de kans dat een kind ook autisme heeft.

Waarom wordt het Rett-syndroom vaak in verband gebracht met autisme?

Bij het Rett-syndroom stopt plotseling de ontwikkeling van een kind en dit gaat daarna geleidelijk aan achteruit. De sociale interactie en communicatie neemt af, kinderen worden prikkelbaarder, kunnen gaan tandenknarsen en hebben soms ineens huil- of lachbuien. Deze gedragskenmerken kunnen weleens verward worden met autisme.

 Wat is het verband tussen autisme en Gilles de la Tourette?

Autisme en het syndroom van Gilles vertonen veel overlappingen. Bepaalde symptomen lijken veel op elkaar waardoor die met elkaar verward kunnen worden. Voornamelijk stereotiep gedrag, hoge gevoeligheid voor prikkels en een grote fixatie voor bepaalde interesses kunnen worden geassocieerd met autisme.

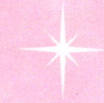

Wist je dat... 12,5 tot 33% van de mensen met autisme ARFID heeft

 Wat is de link tussen autisme en genderidentiteit?

Bij genderidentiteit gaat het erom of je je een man, vrouw, allebei of geen van beide voelt. Transseksualiteit komt dus vaker voor bij mensen met autisme dan bij mensen zonder autisme.
Anderzijds heeft 6 tot wel 26% van de transgenders een autismespectrumstoornis. Dit is veel hoger in vergelijking met de algemene populatie. Daar wordt namelijk het percentage personen met autisme geschat op 1%.

Wist je dat... Ongeveer bij de helft van de mensen met autisme er sprake is van een verstandelijke beperking

Wat is RSD en waarom wordt het gelinkt met autisme?

RSD staat voor Rejection Sensitive Dysphoria en kenmerkt zich door een extreme emotionele gevoeligheid om bekritiseerd of afgewezen te worden. Dit kan om een gebeurtenis gaan of een denkbeeldig gevoel zijn. Autisme kan een risicofactor zijn voor het ontwikkelen van RSD. De stoornis op zichzelf is geen risicofactor, maar de consequenties van autisme, zoals overprikkeling, angsten en somberheid, kunnen mensen gevoeliger maken voor RSD.

Scan de QR-code voor meer info over RSD bij autisme

7 SYMPTOMEN

48 Waar lopen mensen met autisme tegenaan?

Mensen met autisme:
- hebben vaak moeite om gesprekken gaande te houden;
- hebben routines en gewoontes die ze elke dag opvolgen;
- kunnen taal letterlijk opvatten;
- zijn overgevoelig voor bepaalde prikkels;
- hebben eigenaardigheden in hun taalgebruik;
- hebben vaker problemen op het gebied van sociale interactie;
- vinden veranderingen lastig en vinden het lastig om hier mee om te gaan;
- ondervinden meer emotionele problemen;
- hebben meer cognitieve en taalproblemen;
- hebben minder de neiging om hyper gefocust te zijn op een onderwerp of interesse;
- kunnen een achterstand hebben op het gebied van taal of ervaren daarin vertragingen;
- ervaren meer bijkomende problemen, zoals angstklachten en depressieve gevoelens.

49 Op welke symptomen van autisme kunnen ouders letten?

De volgende symptomen kunnen aangeven dat er sprake is van autisme bij een kind:

gaat later praten dan normaal (bijv. met brabbelen, woorden zeggen of zinnen maken)

maakt weinig oogcontact en vertoont geen knuffelgedrag

speelt liever alleen met voorwerpen dan met mensen

wordt later zindelijk   huilt veel   herhaalt bepaalde bewegingen

wil steeds dezelfde kleren aan

50 Wat is prikkelverwerking?

Prikkels zijn waarnemingen uit onze omgeving die we oppikken door middel van onze ogen, oren, neus, mond en huid. Mensen met autisme nemen op een andere manier prikkels waar. Hun hersenen hebben meer tijd nodig om prikkels te verwerken waardoor zij gemakkelijk overspoeld raken en dus 'overprikkeld' zijn. Wanneer meer prikkels binnenkomen dan je kunt verwerken dan wordt dat overprikkeling genoemd. Wanneer minder prikkels dan gewenst binnenkomen dan wordt dat onderprikkeling genoemd. Scan de QR-code voor meer informatie over prikkelverwerking.

Wist je dat...
69% heeft last van lichamelijke problemen. Het gaat voornamelijk om slaapproblemen en vermoeidheid.

51 Van welke prikkels hebben mensen met autisme het meeste last van?

90% van de mensen met autisme ervaart tenminste één afwijkende sensorische gevoeligheid. In vergelijking met de algemene bevolking is dit slechts 35% van de mensen. De meeste mensen (47%) geven aan overgevoelig te zijn voor prikkels die binnenkomen via de huid. Vlak daarna volgt geluid met 43% en reuk met 37%. Bijna een kwart (23%) is overgevoelig voor lichtprikkels.

52 Hoe kan je beter omgaan met prikkels?

Rust nemen is één van de belangrijkste maatregelen. Ga op zoek naar een rustige plek waar minder prikkels zijn. Kijk of er hulpmiddelen zijn die prikkels kunnen wegnemen of verminderen, zoals een koptelefoon met noise cancelling, een zonnebril of warme kleding. Daarnaast is het voor de lange termijn belangrijk om onder andere je behoeften duidelijk te maken, je grenzen aan te geven en gezond te eten en te leven.

53 **Hoe zit het met de motoriek van mensen met autisme?**

Mensen met autisme hebben vaker motorische problemen dan mensen zonder autisme. Het kan bijvoorbeeld voorkomen dat ze wat houterig bewegen, een afwijkend looppatroon hebben of vertraagd bewegen. Mensen die moeite hebben met de grove motoriek kunnen hier met name tijdens sport- en spelactiviteiten onzeker over zijn.

54 **Hoe komt het dat mensen met autisme vaak wat houterig zijn?**

Een verminderde motoriek kan verschillende oorzaken hebben, zoals weinig beweging, weinig zelfvertrouwen bij het bewegen en een afwijkende prikkelverwerking. De laatste oorzaak is meestal van toepassing bij mensen met autisme. De prikkeloverdracht in de hersenen verloopt bij hen anders in vergelijking met mensen zonder autisme waardoor het lastig kan zijn om spieren te coördineren en te controleren. Hetzelfde geldt voor het aanleren en uitvoeren van handelingen.

55 **Wat zijn stressvolle situaties voor mensen met autisme?**

Stressvolle situaties voor mensen met autisme kunnen sociale situaties (verjaardagen, familiefeestjes, etentjes, familiebezoek, visite, etc.), reizen met het openbaar vervoer, onverwachte veranderingen, normen en verwachtingen van anderen (die moeilijk waargemaakt kunnen worden), veel tijdsdruk en ruimtes met veel prikkels zijn.

Wist je dat...
90% van de mensen met autisme tenminste één afwijkende sensorische gevoeligheid ervaart

56 Hoe kunnen mensen met autisme stress verminderen?

Met het oog op de lange termijn is het belangrijk om je eigen grenzen en behoeften aan te geven. Natuurlijk kan niet elke situatie worden aangepast aan iemands behoeften, maar de situaties die wel aangepast kunnen worden, zoals werk-, school- en thuissituaties, zullen dagelijks al heel wat stress verminderen.

57 Wat zijn ontspannende activiteiten voor mensen met autisme?

Waar iemand plezier en ontspanning aan beleeft, kan voor iedereen anders zijn. Vaak zorgt een prikkelarme omgeving voor meer rust. Voorbeelden van activiteiten die voor ontspanning zorgen zijn meditatie, muziek luisteren, wandelen, in de tuin werken, lezen, puzzelen of gewoon even helemaal niks doen.

Wist je dat... een depressie de meest voorkomende psychiatrische diagnose is

Wist je dat... 47% van de mensen met autisme overgevoelig is voor prikkels die via de huid binnenkomen

58 Welke kwaliteiten hebben mensen met autisme?

Mensen met autisme zijn vaak oprecht, detailgericht, nauwkeurig en betrouwbaar. Daarnaast durven ze vaak veel, hebben ze een goed geheugen, zijn ze erg creatief en kunnen ze erg veel kennis hebben over een bepaald onderwerp dat hen interesseert.

OORZAKEN

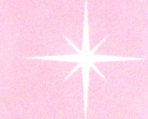

59 **Wat zijn risicofactoren voor ontwikkelen van autisme?**

Er zijn aanwijzingen dat moeders met diabetes of obesitas meer kans hebben op het krijgen van een kind met autisme. Andere risicofactoren die mogelijk de kans op autisme vergroten zijn een genetische aanleg, vroeggeboorte, de leeftijd van de vader op het moment van conceptie, een sterk verhoogde activiteit van het immuunsysteem van de moeder, bepaalde giftige stoffen (zoals uitlaatgassen en pesticiden) en een tekort aan vitamine D bij de moeder. Sommige risicofactoren zijn beter onderzocht dan andere risicofactoren waardoor de één aannemelijker is dan de ander.

60 **Kan autisme veroorzaakt worden door vaccins?**

Autisme kan niet worden veroorzaakt door vaccinaties. Wanneer iemand wordt geboren dan is de stoornis al aanwezig. Het is namelijk een aangeboren afwijking in de hersenen waardoor autisme niet op latere leeftijd kan ontstaan. Een oud onderzoek dat destijds een verband had gevonden tussen het ontstaan van autisme en vaccinaties bleek niet te kloppen. Helaas is door dat onderzoek wel de fabel tot stand gekomen.
Ook de beruchte stof thimerosal die vroeger vaak werd toegevoegd aan vaccins vergroot de kans op autisme niet.

61 **Is er een verband tussen het BMR-vaccin en het krijgen van autisme?**

Uit meerdere onderzoeken is gebleken dat kinderen die het BMR-vaccin hebben gehad net zo vaak autisme hebben als kinderen die het vaccin niet hebben gehad. De onderzoeksresultaten bevestigen dus dat autisme niet kan ontstaan door de BMR-vaccinatie.

Wat betekent de term koelkastmoeder en veroorzaakt het autisme?

Koelkastmoeder is een term die tientallen jaren geleden is ontstaan. Er werd toen gedacht dat autisme zou ontstaan door een kille, koude en afstandelijke opvoedwijze van de moeder. De kinderen die zo werden opgevoed konden niet veilig hechten aan hun moeder waardoor zij autisme kregen. Onderzoek heeft inmiddels uitgewezen dat deze opvoedwijze niet bijdraagt aan het ontstaan van autisme.

Wist je dat...
Zwangere vrouwen met obesitas 2,4x meer kans hebben op een kind met autisme dan zwangere vrouwen zonder obesitas

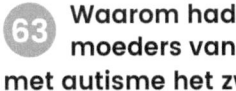 **Waarom hadden moeders van kinderen met autisme het zwaar te verduren?**

De koelkastmoedertheorie heeft veel moeders in een negatief daglicht geplaatst wat vervelende en kwetsende gevolgen had voor die moeders.

Veel kinderen met autisme werden bijvoorbeeld tientallen jaren geleden zomaar in instellingen geplaatst terwijl dat helemaal niet nodig was. De koelkastmoedertheorie is gelukkig enkele jaren geleden door onderzoek ontkracht en veroorzaakt dus geen autisme.

9 THERAPIE & HULPMIDDELEN

64 Welke therapieën worden ingezet bij de behandeling van autisme?

De meest ingezette therapieën zijn psycho-educatie, cognitieve gedragstherapie (CGT) en sociale vaardigheidstraining.

65 Wat is psycho-educatie?

Bij psycho-educatie wordt voorlichting gegeven over wat autisme inhoudt en hoe men met autisme gerelateerde problemen kan omgaan. Het doel van de behandeling is om inzicht te krijgen in hoe autisme zich uit en waardoor bepaald gedrag en bepaalde gevoelens tot stand komen. Daarnaast wordt vaak aandacht besteed aan het leren accepteren van de diagnose.

Wist je dat... Individuele gesprekken met een psycholoog of psychiater de meest ingezette behandelvorm is

66 Wat leer je bij cognitieve gedragstherapie?

Bij cognitieve gedragstherapie (CGT) leer je hoe je om kunt gaan met negatieve gedachtes en gevoelens over jezelf en de omgeving. Hierdoor kunnen mensen beter hun stemming en gedrag beheersen.

67 Wat is theory of mind-training?

Bij theory of mind (TOM) training is het doel om inzicht te krijgen in hoe anderen denken en voelen. Vaak hebben mensen met autisme hier moeite mee. Zij zien niet goed hoe iemand zich voelt. Soms zien ze wel dat iemand boos is, maar snappen ze niet waarom. Tijdens de TOM-training leren mensen dus emoties bij henzelf en anderen te herkennen en daarop te reageren.

Wat leer je bij een sociale vaardigheidscursus?

Het doel van een sociale vaardigheidstraining is het vergroten van de sociale vaardigheden van deelnemers. Diverse technieken komen aan bod, zoals gespreksvoering, luisteren, een gesprek beginnen, interesse tonen, voor jezelf opkomen en hulp vragen aan anderen. Het is meestal in groepsverband en door middel van onder andere rollenspellen worden de vaardigheden getraind.

 Waarom wordt mindfulness ingezet?

Mindfulness kan helpen bij het creëren van meer rust in het hoofd. De therapievorm legt nadruk op het voorbij laten gaan van gedachten zonder hier een oordeel aan te geven. Het kost namelijk veel energie om op elke gedachte in te gaan en hier een oordeel over te hebben. Daarnaast zorgt mindfulness ervoor dat je meer in het hier en nu staat en hierbij minder de focus probeert te leggen op het verleden of op de toekomst. Veel mensen vinden het een prettige manier om te ontspannen.

 Hoe wordt angst en depressie bij mensen met autisme behandeld?

De eerste keus is altijd een psychologische behandeling. Meestal is dit cognitieve gedragstherapie (CGT). Afhankelijk van iemands situatie kan voor een andere type behandeling worden gekozen. Indien een psychologische behandeling niet voldoende werkt of de depressie of angststoornis zeer ernstig van aard is dan kan er worden gekozen voor medicatie.

71. Waar staat PRT voor en wat leer je bij deze therapie?

Pivotal Response Treatment (PRT) is een veelbelovende behandeling voor mensen met autisme. De behandeling is erop gericht dat mensen met autisme meer gemotiveerd worden om contact te maken met anderen. Het is hierbij de bedoeling dat ze voornamelijk zelf het initiatief nemen. Als gevolg hiervan leren mensen oogcontact te maken, non-verbale gebaren te gebruiken, gesprekken aan te gaan, gaande te houden en te imiteren.

72. Werkt een glutenvrijdieet bij mensen met autisme?

Op dit moment is er te weinig bewijs om te kunnen concluderen of een glutenvrij dieet wel of niet helpt bij het verminderen van symptomen van autisme. Onderzoeksresultaten spreken elkaar vaak tegen. Sommige onderzoeken tonen aan dat het slaappatroon, de concentratie en de sociale communicatie verbeteren, maar andere onderzoeken zien geen effecten van een glutenvrijdieet.

73. Waarom wordt gezinstherapie soms ingezet?

Gezinstherapie wordt ook wel systeemtherapie genoemd. Met het systeem wordt iedereen bedoeld uit de omgeving van de persoon. Dit kunnen broers, zussen, een vader, een moeder, kinderen, opa's, oma's en vrienden zijn. Het doel van systeemtherapie is het verbeteren van de onderlinge communicatie, het verkrijgen van meer inzicht in het gedrag van de persoon met autisme en het bespreken van onderlinge zorgen. Ook de last die naasten met zich meedragen moet niet onderschat worden en krijgt veelal aandacht tijdens de gesprekken.

Wist je dat... 31% van de volwassenen in 2021 een behandeling heeft gevolgd voor autisme gerelateerde symptomen

Kan het kwaad om alternatieve behandelingen uit te proberen?

Sommige mensen hebben baat bij alternatieve behandelmethodes. 'Baat het niet dan schaadt het niet', gaat hier in de meeste gevallen op. De meest gebruikte alternatieve behandelingen zijn sensorische integratietherapie, therapie met paarden en voedingssupplementen.

 Welke hulpmiddelen zijn er voor mensen met autisme?

Koptelefoons (met noice cancelling), oordopjes, verzwaringsproducten (zoals een vest, kussen en deken), fidget toys, speciale (labelvrije en naadloze) kleding, zonnebrillen en warmteproducten (zoals een pittenzak, warmtekussen of voetenverwarmers).

 Wat kan begeleiding betekenen voor mensen met autisme?

Een autismebegeleider of -coach ondersteunt mensen die (deels) zelfstandig kunnen wonen met praktische zaken zoals:

- structuur aanbrengen
- vrijetijdsbesteding
- het aangaan en behouden van sociale contacten
- school- en studiewerk
- gezond leven en sporten
- deelname in de maatschappij
- grote veranderingen in het leven (bijvoorbeeld: verhuizingen, van thuis naar zelfstandig wonen en baanwisselingen)
- woon- en werkgerelateerde hulpvragen

Wat is Sensorische Integratie therapie?

Bij sensorische integratie therapie leert iemand om zintuiglijke prikkels op een betere manier te verwerken en te integreren. De wijze waarop iemand tegen bedreigende prikkels aankijkt, wordt omgezet naar een positievere kijk.

 Wat is TEACCH?

Het doel van TEACCH is de optimale aanpassing van een persoon waarbij de begeleider zich richt op de individuele vaardigheden, interesses en behoeften van de persoon met autisme om zijn ontwikkeling te stimuleren en het onaangepast gedrag te reduceren.

 Wat is het nut van een verzwaringsdeken, -kussen of -vest?

Het zwaardere gewicht zorgt ervoor dat er druk ontstaat op een lichaamsdeel of op het hele lichaam. Dit geeft een prettig gevoel. De druk op het lichaam zorgt ervoor dat het zenuwstelsel zich ontspant en de hersenen meer gelukshormonen aanmaken en minder stresshormonen. De effecten van verzwaringsobjecten zijn enigszins te vergelijken met het knuffelen van een dierbare.

10 WERK

80 Welke baan past bij een persoon met autisme?

Net zoals bij mensen zonder autisme verschilt dat per persoon. Wel zie je dat mensen met autisme vaker voor een bepaald beroep of bepaalde richting kiezen. Deze beroepen of richtingen zijn informatietechnologie, de financiële sector, de wetenschap, het onderzoek, tekenaar en schrijver.

81 Kunnen mensen met autisme werken?

Jazeker. Ze kunnen zelfs van meerwaarde zijn voor een bedrijf. Vaak hebben mensen met autisme wel enkele aanpassingen nodig op hun werkplek, zoals een prikkelarme omgeving, een aparte pauzeruimte en aanpassingen van licht of geluid. Wanneer voldaan kan worden aan de behoeften van een persoon met autisme dan kunnen zij zeer goed werken. Het gebeurt zelfs geregeld dat mensen met autisme beter presteren in sommige functies dan mensen zonder autisme.

82 Kunnen mensen met autisme een voltijdbaan hebben?

Sommige mensen met autisme hebben een voltijdbaan. Hierbij is het van belang dat de werkomstandigheden gunstig zijn waardoor zij 36 uur of meer kunnen werken zonder al te snel overprikkeld te raken.

83 Waar kunnen mensen met autisme werken?

In principe overal. Een prettige werkomgeving is erg belangrijk om het aantal contracturen vol te kunnen houden. Wanneer iemand zich op zijn gemak voelt en weinig prikkels ervaart dan kan iemand met autisme goed functioneren op het werk.

Wist je dat... 47% van de volwassenen minimaal 1 uur per week werkt

Wat is het gemiddelde salaris van mensen met autisme?

Veel mensen met autisme leven van een minimuminkomen, want velen van hen kunnen een fulltime werkweek niet aan. Vanuit de overheid is het onder bepaalde voorwaarden mogelijk om een aanvulling te krijgen op hun inkomsten uit werk. Eén van die mogelijkheden is de Wajonguitkering waarbij iemand tot 70% van het minimumloon ontvangt.

85 Waarom hebben mensen met autisme meer kans op een burn-out?

Mensen met autisme hebben vaker last van (aanhoudende) stress. Prikkels komen namelijk harder binnen en ze hebben meer tijd nodig om informatie te verwerken. Ook onverwachte of sociale gebeurtenissen zijn stressmomenten waar mensen met autisme van moeten herstellen. Wanneer onvoldoende rust wordt genomen stapelt de stress zich op en dit kan uiteindelijk leiden tot een burn-out.

Wat is een 'autistische' burn-out?

Bij een autistische burn-out zijn de drie onderstaande hoofdkenmerken aanwezig:

1. Chronische uitputting
2. Verlies van vaardigheden
3. Verminderde tolerantie voor prikkels

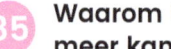
Scan de QR-code voor meer info over burn-out bij autisme

Zowel een 'gewone' als een autistische burn-out worden veroorzaakt door langdurige stress. Het verschil is alleen dat de oorzaken van stress verschillen tussen beide types. De oorzaak van iemand met autisme ligt vaak in het camoufleren en maskeren van symptomen van autisme. Het constant aanpassen van gedrag kost mensen erg veel energie. Op den duur kan dit leiden tot chronische stress. Een 'gewone' burn-out wordt vaak veroorzaakt door privéomstandigheden en problemen op het werk.

87 **Kunnen mensen met autisme in aanmerking komen voor een uitkering?**

Wanneer iemand door zijn of haar beperking(en) niet (volledig) meer kan werken is het mogelijk om in aanmerking te komen voor een uitkering. Of iemand hiervoor in aanmerking komt, hangt af van de persoonlijke situatie en het aantal uur dat iemand nog kan werken. Voorbeelden van uitkeringen die mensen met autisme hebben zijn de Wajong-uitkering, de WIA-uitkering (waaronder: de WGA-uitkering en de IVA-uitkering) en de bijstandsuitkering.

88 **Hoe kan je op de werkvloer het beste omgaan met mensen met een autismespectrumstoornis?**

Mensen met autisme kunnen goed op de werkvloer functioneren, maar wel met de voorwaarde dat de omstandigheden passend zijn aan de behoeften. Om dit tekstblok heen staan enkele tips om mensen met autisme te laten excelleren op de werkvloer:

- wees duidelijk en concreet in de communicatie
- bespreek of er behoefte is aan een vast aanspreekpunt
- zorg ervoor dat komende veranderingen tijdig bekend zijn
- probeer een werkplek te creëren met weinig afleidende prikkels
- geef niet te veel mondelinge informatie in één keer of doe dit via de mail
- vraag naar wat iemand nodig heeft om het werk zo goed mogelijk uit te kunnen voeren
- bespreek autisme ook met medecollega's (indien hiervoor toestemming is gegeven)

89 **Welke problemen kunnen mensen met autisme op het werk ervaren?**

Communicatieproblemen, planningsproblemen en weerstand tegen veranderingen zijn enkele voorbeelden. Mensen met autisme vinden het vaak prettig wanneer de communicatie duidelijk en concreet is, veranderingen van tevoren worden aangeven en er een goede structuur is op het werk.
Ook lichamelijke klachten die meestal stressgerelateerd zijn kunnen een probleem vormen. Deze lichamelijke klachten kunnen rugpijn, hoofdpijn, chronische vermoeidheid en nek- en schouderklachten zijn.

Wist je dat...
Wist je dat 45% van de werkende volwassenen de huidige baan vindt passen bij zijn of haar opleidingsniveau

Wist je dat...
bij 44% van de mannen en 29% van de vrouwen het inkomen uit arbeid de belangrijkste inkomstenbron is

11 SCHOOL & STUDIE

90 Wat is speciaal onderwijs?

Speciaal onderwijs is onderwijs voor:
- kinderen met een lichamelijke, zintuiglijke of verstandelijke beperking;
- leerproblemen of leerstoornissen;
- gedragsproblemen of gedragsstoornissen.

Deze kinderen en jongeren hebben vaak extra ondersteuning nodig bij onder andere het leren en het maken van huiswerkopdrachten. Ook krijgen de leerlingen les in kleinere klassen, zodat zij minder prikkels krijgen.

91 Moet een kind met autisme naar het speciaal onderwijs?

Het speciaal basisonderwijs (SBO) is bedoeld voor leerlingen die het niet redden op de gewone basisschool. Dit zijn leerlingen die leer- of gedragsproblemen hebben. Volgens de Wet passend onderwijs moeten scholen juist meer proberen om kinderen met bijvoorbeeld autisme binnen het reguliere onderwijs te houden. Met enige begeleiding kunnen ze dan op hun eigen school blijven en hoeven ze niet naar het speciaal onderwijs.

92 Kunnen mensen met autisme studeren?

Sommige mensen met autisme kunnen zonder aanpassingen een studie voltooien. Anderen hebben hierbij begeleiding nodig of hebben baat bij het treffen van enkele aanpassingen.

Waar lopen studenten met een autismespectrumstoornis vaak tegenaan?
Problemen met plannen en organiseren komen veel voor. Daarnaast kan het contact met medestudenten en docenten stroef verlopen en is het lopen van stages vaak een hele opgave.

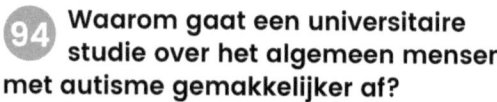
Wist je dat...
31,5% van de kinderen met autisme regulier basisonderwijs volgt

 **Waarom gaat een universitaire studie over het algemeen mensen met autisme gemakkelijker af?**
Een hbo-studie is doorgaans meer praktijkgericht. Dit betekent dat vaardigheden zoals sociaal contact, communicatie en samenwerken meer moeten worden gebruikt. Mensen met autisme hebben hier vaak moeite mee waardoor zij tijdens hun studie meer problemen ervaren. Universitaire studies zijn meer op de theorie gericht en dit gaat mensen met autisme meestal gemakkelijker af.

12 MEDICATIE

95 Welke geneesmiddelen worden gebruikt bij autisme?

Antipsychotica. Deze middelen kunnen worden gebruikt bij ernstige onrust, agressiviteit of angst.
Voorbeelden: aripiprazol en risperidon.

Benzodiazepines. Deze geneesmiddelgroep kan worden ingezet bij hevige onrust.
Voorbeelden: temazepam en oxazepam.

Antidepressiva. Dit wordt ingezet bij depressieklachten, angstklachten en soms bij dwangmatig gedrag.
Voorbeelden: sertraline en paroxetine.

Psychostimulantia. Dit wordt ingezet bij onoplettendheid, hyperactiviteit of impulsiviteit.
Voorbeeld: methylfenidaat

96 Waarom worden antipsychotica voorgeschreven bij autisme?

Antipsychotica worden gebruikt bij mensen met autisme die last hebben van angst of agressief gedrag. Antipsychotische middelen verminderen deze verschijnselen. De twee geneesmiddelen die onder antipsychotica vallen en het meest worden voorgeschreven zijn aripiprazol en risperidon.

Scan de QR-code om meer info te lezen over medicatie bij autisme

97 Kunnen geneesmiddelen autisme genezen?

Autisme is een stoornis dat al sinds de geboorte aanwezig is en niet door medicatie kan worden genezen. Wel kan medicatie symptomen ervan verminderen. Ook therapie kan symptomen van autisme doen verminderen doordat bepaalde vaardigheden worden aangeleerd of beter worden ontwikkeld.

98 **Wat doet aripiprazol?**

Mensen met autisme kunnen soms erg onrustig zijn of driftaanvallen hebben. Ook herhalen ze vaak handelingen en kunnen ze zichzelf kwaad aandoen. Wanneer iemand deze klachten heeft en dit met therapie niet onder controle kan krijgen dan kan een arts aripiprazol voorschrijven. Dit middel zorgt ervoor dat erge onrust afneemt en dat de stemming verbetert.

99 **Waarom wordt risperidon soms voorgeschreven?**

Risperidon zorgt ervoor dat dopamine minder goed zijn werking kan uitoefenen. Hierdoor verminderen sommige aan autisme gerelateerde symptomen, zoals hevige onrust, angst of de kans op driftaanvallen.

100 **Wat zijn de bijwerkingen van antipsychotica (aripiprazol en risperidon)?**

Gewichtstoename is één van de meest voorkomende bijwerkingen bij gebruikers van aripiprazol en risperidon. Daarnaast kunnen bijwerkingen zoals sufheid, een droge mond of droge ogen, hoofdpijn en maag-darmklachten optreden.

Wist je dat...
Het meest gebruikte geneesmiddel onder mannen met autisme is citalopram en bij vrouwen dit het slaap- en kalmeringsmiddel oxazepam is

101 **Waarom krijg ik een antidepressivum terwijl ik niet depressief ben?**

Een antidepressivum wordt niet alleen bij depressieve klachten voorgeschreven, maar kan ook ingezet worden bij klachten zoals agressie, prikkelbaarheid en repetitieve gedachten en gedrag. Bij sommige mensen werkt een antidepressivum niet voldoende.

Welke medicijnen worden gebruikt bij een autistische meltdown?

Een meltdown is een soort van kortsluiting in het hoofd wanneer iemand teveel prikkels ontvangt die niet snel genoeg verwerkt kunnen worden door de hersenen. Het kan gebeuren dat iemand met autisme explodeert (autistic meltdown) of dichtklapt (autistic shutdown). De middelen die meestal worden gebruikt om deze meltdowns te verminderen of te voorkomen zijn aripiprazol en risperidon. Deze middelen neem je niet in wanneer een aanval gaande is, maar dienen chronisch gebruikt te worden waardoor op termijn de meltdowns afnemen.

 Wat is oxazepam voor een geneesmiddel en waarom wordt het vaak voorgeschreven bij autisme?

Oxazepam is een benzodiazepine en zorgt voor het afnemen van spanning en angstgevoelens. Het geneesmiddel biedt slechts tijdelijk verlichting van klachten. Dit betekent dat wanneer het middel is uitgewerkt de klachten terugkomen. Ook is afhankelijkheid en kans op verslaving bij gebruik van het middel groot waardoor het doorgaans met grote terughoudendheid wordt voorgeschreven.

Het middel kan worden ingezet bij ernstige overprikkeling, spanning, angst, verwardheid of slapeloosheid.

Wist je dat... 58% van de vrouwen in 2021 medicatie heeft gebruikt voor autisme gerelateerde symptomen

Wist je dat... 47% van de mannen in 2021 medicatie heeft gebruikt voor autisme gerelateerde symptomen

13 VOEDING

104 Helpt voeding om symptomen van autisme te verminderen?

Onderzoeken naar voeding en het verminderen van aan autisme gerelateerde klachten laten tegenstrijdige resultaten zien. Op de vraag kan helaas geen betrouwbaar antwoord worden gegeven. Er zijn wel diverse ervaringsverhalen van mensen met autisme of naasten die aangeven dat bepaalde voedingsmiddelen, voedingssupplementen of diëten helpen.

105 Welke voedingsmiddelen of -supplementen kunnen symptomen van autisme verlichten?

Ervaringsverhalen en onderzoeken geven aan dat bepaalde voedingsmiddelen helpen om symptomen te verlichten. Dit zijn onder andere vitamine D, probiotica, vitamine B12, Omega 3, L-Tryptofaan, L-carnitine en glutenvrije en caseïnevrije voedingsproducten.

106 Welke diëten zijn effectief?

Er wordt gespeculeerd dat een glutenvrij dieet in combinatie met een caseïnevrij dieet helpt bij het verminderen van symptomen van autisme. Daarnaast kan een ketogeendieet helpen. Bij dit dieet eet iemand veel gezonde vetten en zeer weinig koolhydraten. Daarnaast blijkt uit diverse onderzoeken dat een goede darmflora belangrijk is. Een onderzoek toont aan dat het tot wel 80% van de maag-darmproblemen vermindert en laat tevens duidelijke verbeteringen zien in het gedrag van mensen met autisme.

Wist je dat...
Een tekort aan vitamine D tijdens de zwangerschap 2 keer zo veel kans geeft op een kind met autisme.

OVERIGE VRAGEN

107 Hoe oud worden mensen met autisme gemiddeld?

Mensen met autisme én een verstandelijke beperking blijken zo'n 40 jaar eerder te sterven, namelijk op een gemiddelde leeftijd van 39 jaar. Mensen met autisme maar zonder een verstandelijke beperking sterven gemiddeld 12 jaar eerder. Hartproblemen zijn hiervan de belangrijkste doodsoorzaak gevolgd door zelfmoord.

Wist je dat... 58% meer behoefte aan hechte vriendschappen heeft

108 Wat betekenen de termen neurodivergent en neurotypisch?

Een neurotypisch persoon is iemand die volgens de maatschappij op een 'normale' manier denkt, gedraagt en prikkels uit de omgeving verwerkt.

Bij een neurodivergent persoon werken de hersenen net wat anders dan die van een gemiddelde Nederlander. Mensen met een neurodivergent brein zijn gediagnosticeerd met bijvoorbeeld ADHD, autisme, dyslexie of hoogbegaafdheid.

109 Waarom hebben veel mensen met autisme problemen met kleding?

Labels in kleding, bepaalde stoffen, strakke broeken, etc. zijn enkele voorbeelden waar mensen met autisme overgevoelig of juist ondergevoelig voor kunnen zijn. Wanneer een kledingstuk weinig prikkels veroorzaakt en perfect zit dan kan het zo zijn dat het kledingstuk (bijna) elke dag wordt gedragen. Ook angst voor veranderingen, zoals in dit geval voor nieuwe kleding, kan bijdragen aan het niet wisselen van kleding.

Waarom hebben veel mensen met autisme problemen met hun persoonlijke hygiëne?

Mensen met autisme zijn vaak overgevoelig voor zintuiglijke prikkels zoals geluid (bijv. gekletter van water), licht (bijv. felle lampen), geur (bijv. zeep) of aanraking (bijv. handdoek). Taken die horen bij het verzorgen van het lichaam, zoals douchen, tandenpoetsen en handen wassen kunnen daarom gepaard gaan met veel prikkels. Hierdoor is het mogelijk dat mensen dit soort activiteiten mijden om overprikkeling tegen te gaan. Daarnaast vinden sommige mensen met autisme het lastig om meerdere handelingen achter elkaar uit te voeren waardoor ook vermijdingsgedrag ontstaat. Scan de QR-code voor meer informatie over persoonlijke hygiëne en bekijk de tips.

 Kunnen mensen met autisme zelfstandig wonen?

Absoluut. Sommige mensen kunnen geheel zelfstandig wonen, anderen hebben bij (enkele) taken in huis hulp of begeleiding nodig. Verschillende diensten kunnen huishoudelijke taken overnemen of de persoon met autisme erbij begeleiden. Mensen die meer hulp nodig hebben kunnen ook gebruikmaken van één van de verschillende vormen van ondersteund wonen. Dit kan wonen met 24-uurs zorg zijn, groepswonen of ambulant begeleid wonen.

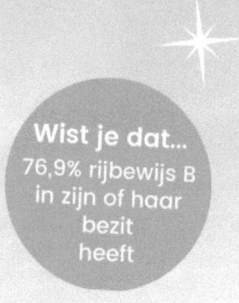

Wist je dat... 76,9% rijbewijs B in zijn of haar bezit heeft

Kunnen mensen met autisme autorijden?

De meeste mensen met autisme kunnen prima autorijden. Op sommige momenten kan autorijden lastiger zijn voor mensen met autisme. Dit is voornamelijk het geval wanneer veel prikkels op iemand afkomen bij onverwachte situaties. Er gelden daarom extra regels wanneer iemand met autisme wil autorijden. Je moet bijvoorbeeld bij het CBR aangeven dat je autisme hebt. Je kunt dit doen door middel van het invullen van een gezondheidsverklaring wanneer je je rijbewijs gaat halen of gaat verlengen. Het CBR kijkt vervolgens of je veilig de weg op kan.

113 Wat houdt de GAF-score in?

De GAF-score geeft aan in welke mate iemand psychisch, sociaal en beroepsmatig functioneert. De score ligt tussen de 0 en 100. Bij een score van 91 of hoger functioneert iemand uitstekend. Bij een score van 10 of minder is het functioneren ernstig verstoord en kan het zelfs een gevaar vormen voor de persoon zelf of de omgeving.

114 Wat is de AUTIPAS?

De AUTIPAS is een handig hulpmiddel voor mensen met autisme. Het is een pasje waarop naast je persoonlijke contactgegevens ook de belangrijkste kenmerken van autisme zijn uitgelegd. Autisme is geen handicap die aan de buitenkant van je lijf zichtbaar is. Daarom is het belangrijk dat je op een gemakkelijke manier aan anderen kunt uitleggen wat je problematiek is.

115 Hoe kom ik aan de AUTIPAS?

De AUTIPAS is te bestellen op de site van de Nederlandse Vereniging voor Autisme (NVA), De pas kost € 45,- of € 12,50 voor NVA-leden en ligt na ongeveer 3 weken op de deurmat.

116 Heb ik recht op financiering voor mijn autismebehandeling?

Afhankelijk van de woonsituatie, hulpvraag en noodzaak kan de behandeling voor vergoeding in aanmerking komen. Door middel van verschillende wetten zijn de vergoedingen geregeld. Deze wetten zijn:

Wet maatschappelijke ondersteuning

Wet Langdurige Zorg

Participatiewet

Jeugdwet

Wet Passend Onderwijs

Er wordt aangeraden om vooraf na te gaan wat de hoogte is van de (eigen) bijdrage van een behandeling.

117. Wat kan een hulphond betekenen voor mensen met autisme?

Een autismegeleidehond is speciaal opgeleid om kinderen of volwassenen met autisme te ondersteunen. De hondenrassen die hier vooral voor worden ingezet zijn de Golden Retriever en de labrador. Deze rassen hebben vaak een zachtaardig en betrouwbaar karakter. Er kunnen wel enkele voorwaarden worden gesteld om in aanmerking te komen voor een hulphond.

Wist je dat...
Mensen met autisme die geen verstandelijke beperking hebben, gemiddeld 12 jaar eerder sterven

118. Welke sporten zijn populair onder mensen met autisme?

Bepaalde sporten zijn erg populair, voornamelijk onder kinderen met autisme. Deze sporten zijn voetbal, judo, paardrijden, atletiek, zwemmen en wielrennen.

119. Kunnen mensen met autisme liefde voelen?

Over deze vraag is in het verleden lang getwijfeld, maar nu weten onderzoekers het zeker: mensen met autisme hebben behoefte aan een intieme relatie en kunnen daarbij veel liefde en toewijding ervaren. Wel hebben ze vaak moeite om emoties en gevoelens uit te drukken of te begrijpen. Een gevolg hiervan kan zijn dat partners zich niet gehoord of geliefd voelen.

120. Kan iemand met autisme extreem gevoelig zijn voor emoties?

Een onderzoek uit 2009 laat zien dat, hoewel mensen met autisme een tekort kunnen hebben aan cognitieve empathie, zij juist over een grote emotionele empathie kunnen beschikken. Emotionele empathie is het (aan)voelen van emoties van een ander. Verder is het zo dat mensen met autisme hun gevoelens en emoties vaak op een andere manier uiten waardoor het de indruk wekt dat zij zich niet of onvoldoende kunnen inleven in anderen.

121. Waarom zijn mensen met autisme vaker bi- of homoseksueel?

Uit onderzoek blijkt dat mensen met autisme vaker bi- of homoseksueel zijn dan mensen zonder een autismespectrumstoornis. Onderzoekers weten alleen nog niet precies wat hiervan de oorzaak is. Een mogelijkheid kan zijn dat mensen met autisme minder bezig zijn met sociale normen waardoor ze makkelijker uitkomen voor hun seksuele voorkeur.

122. Zijn mensen met autisme aseksueel?

Aseksualiteit is een gebrek aan seksuele aantrekking tot een persoon. Onderzoek wijst uit dat aseksualiteit meer voorkomt bij mannen en vrouwen met autisme. Het is echter de vraag of het hierbij gaat om het ontbreken van seksuele gevoelens of dat seks teveel prikkels veroorzaakt bij mensen met autisme. Hierdoor is seks minder snel een optie. Over het algemeen ervaren mensen met autisme echter evenveel seksuele verlangens als mensen zonder autisme.

Wist je dat...

11% van de mensen met autisme zich deels man en deels vrouw voelt...

7% zich niet kan identificeren als vrouw, maar ook niet als man zijnde...

27% van de vrouwen zichzelf als biseksueel beschouwt, tegen 9% van de mannen

123. Is seks voor mensen met autisme lastig?

Mensen met autisme hebben vaak moeite met de integratie en verwerking van informatie. Doordat mensen met autisme informatie anders verwerken, kunnen zaken als verliefdheid en seksualiteit lastiger zijn. Bij seks is goede communicatie meestal belangrijk. Wanneer er problemen zijn op communicatief gebied dan kan dit ook problemen geven op seksueel gebied.

124 Welke bekende vrouwen hebben autisme?

Naam	Beschrijving
Greta Thunberg	Zweedse klimaatactiviste
Judith Visser	Nederlandse schrijfster
Susan Boyle	Zangeres en winnaar Britain's Got Talent
Courtney Love	Zangeres en actrice
Daryl Hannah	Actrice
Christine McGuinness	Model
Christina Curry	Nederlandse model
Temple Grandin	Wetenschapper en schrijfster
Dawn Prince-Hughes	Onderzoekster en schrijfster
Anne Hegerty	Engelse televisiepersoonlijkheid

Scan de QR-code om hun ervaringen met autisme te lezen

Welke bekende mannen hebben autisme?

Bill Gates	Medeoprichter Microsoft
Elon Musk	Medeoprichter van o.a. Tesla en SpaceX
Wentworth Miller	Brits-Amerikaans acteur
Satoshi Tajiri	Bedenker van Pokémon
Steve Jobs	Oprichter Apple
Robin Williams	Amerikaans acteur en komiek
Dan Aykroyd	Canadese acteur en komiek
Filemon Wesselink	Nederlandse presentator en verslaggever

15 NAWOORD

Nogmaals hartelijk dank voor je aandacht! Het is de missie van Mevrouw Spectrum om mensen met autisme, in het bijzonder vrouwen met autisme, en hun omgeving te helpen en te informeren over autisme. Daarom is Mevrouw Spectrum erg dankbaar dat je dit boek hebt gelezen! Mocht je vragen hebben, stel ze vooral aan de personen met autisme uit jouw omgeving! Maar je mag ook altijd contact opnemen met Mevrouw Spectrum via het mailadres: info@mevrouwspectrum.nl. Op de website www.mevrouwspectrum.nl vind je veel meer informatie en kun je diverse psychologische zelftesten doen, zoals: depressie, sociale angststoornis en ADHD.

Als allerlaatst wil MevrouwSpectrum graag DesignDrops bedanken voor de prachtige opmaak en lay-out van dit boek.

"Er komt een moment dat je moet kiezen tussen het omslaan van een bladzijde of het sluiten van een boek"

www.ingramcontent.com/pod-product-compliance
Lightning Source LLC
Chambersburg PA
CBHW040326220526
45473CB00009B/2584